44 Recetas de Jugos Para Solucionar los Síntomas Del Resfrío Común:

Prevenga y Cure el Resfrío Común Rápida y Naturalmente Con el Uso de Ingredientes Repletos En Vitaminas

Por

Joe Correa CSN

DERECHOS DE AUTOR

Esta publicación está diseñada para proveer información precisa y autoritaria respecto al tema en cuestión. Es vendido con el entendimiento de que ni el autor ni el editor están envueltos en brindar consejo médico. Si éste fuese necesario, consultar con un doctor. Este libro es considerado una guía y no debería ser utilizado en ninguna forma perjudicial para su salud. Consulte con un médico antes de iniciar este plan nutricional para asegurarse que sea correcto para usted.

RECONOCIMIENTOS

Este libro está dedicado a mis amigos y familiares que han tenido una leve o grave enfermedad, para que puedan encontrar una solución y hacer los cambios necesarios en su vida.

44 Recetas de Jugos Para Solucionar los Síntomas Del Resfrío Común:

Prevenga y Cure el Resfrío Común Rápida y Naturalmente Con el Uso de Ingredientes Repletos En Vitaminas

Por

Joe Correa CSN

CONTENIDOS

ACERCA DEL AUTOR

Luego de años de investigación, honestamente creo en los efectos positivos que una nutrición apropiada puede tener en el cuerpo y la mente. Mi conocimiento y experiencia me han ayudado a vivir más saludablemente a lo largo de los años y los cuales he compartido con familia y amigos. Cuanto más sepa acerca de comer y beber saludable, más pronto querrá cambiar su vida y sus hábitos alimenticios.

La nutrición es una parte clave en el proceso de estar saludable y vivir más, así que empiece ahora. El primer paso es el más importante y el más significativo.

INTRODUCCIÓN

44 Recetas de Jugos Para Solucionar los Síntomas Del Resfrío Común: Prevenga y Cure el Resfrío Común Rápida y Naturalmente Con el Uso de Ingredientes Repletos En Vitaminas

Por Joe Correa CSN

Como la mayoría de las personas, estoy seguro que no puede imaginar pasar los días largos del invierno sin una nariz congestionada, una picazón en la garganta, tos y estornudos. Estos síntomas típicos son la razón principal por la que las personas visitan a sus médicos y deben tomarse días en el trabajo cada año. A pesar de que no son peligrosos para la vida, estoy seguro que usted estaría mucho mejor sin ellos.

Un resfrío es una condición médica causada por más de 200 virus diferentes. Estos organismos pequeños son responsables por más de 1 billón de resfríos cada año. Los resfríos comunes empiezan cuando el virus se transmite de una persona a otra. Se adhiere a las mucosas de la nariz o garganta. En este caso, su sistema inmune envía células blancas al área infectada. Sin embargo, cuando tiene hábitos y elecciones alimenticias pobres, su sistema inmune se debilita, y la mayoría de estos virus entran al cuerpo creando resfríos comunes y otras complicaciones de la salud. Como resultado, su nariz y su garganta se inflaman, creando mucha mucosidad como primer signo del resfrío.

Si nota que tiene estos síntomas más seguido que otras personas, o la situación empeora cada año, significa que su sistema inmune se está debilitando, y debería hacer algo al respecto. Hay muchas cosas que afectan a nuestro sistema inmune y están todas relacionadas a hábitos dietarios malos y elecciones de vida pobres. Una dieta pobre combinada con mucho estrés, e incluso alergias, lo hará propenso a contraer resfríos.

Afortunadamente, es muy simple impulsar su sistema inmune y reducir las posibilidades de enfermarse. Su sistema inmune tiene la habilidad de combatir la mayoría de las enfermedades, especialmente aquellas relacionadas con virus. Las elecciones alimenticias correctas, mucho descanso y reducir el estrés, harán que su organismo sea más resistente a esta enfermedad del invierno.

Todos los médicos y nutricionistas concuerdan en una cosa: los alimentos ricos en vitaminas, minerales, grasas saludables, carbohidratos buenos y proteínas, son la fórmula número uno para preservar una buena salud. Consumir estos alimentos impulsará su sistema inmune en poco tiempo, pero si lo combina con al menos 1 vaso de jugos saludables, el efecto será mucho más fuerte.

Es por ello que he creado esta colección saludable de recetas para prevenir y eliminar el resfrío común. Estos jugos repletos de vitaminas le ayudarán a atravesar el invierno entero más sano que nunca antes. ¡Asegúrese de probarlos a todos y ver cuánto mejor se siente!

44 RECETAS DE JUGOS PARA SOLUCIONAR LOS SÍNTOMAS DEL RESFRÍO COMÚN: PREVENGA Y CURE EL RESFRÍO COMÚN RÁPIDA Y NATURALMENTE CON EL USO DE INGREDIENTES REPLETOS EN VITAMINAS

1.   Jugo de Naranja y Pomelo

Ingredientes:

2 naranjas grandes, sin piel

1 pomelo grande, sin piel

2 tazas de espárragos, en trozos

¼ taza de agua

Menta fresca, para decorar

Preparación:

Pelar las naranjas y pomelo. Dividir en gajos y dejar a un lado.

Lavar los espárragos y recortar las puntas. Trozar y dejar a un lado.

Combinar los espárragos, naranjas y pomelo en una juguera, y pulsar.

Transferir a vasos y decorar con menta. Agregar algunos cubos de hielo y servir inmediatamente.

Información nutricional por porción: Kcal: 255, Proteínas: 11.2g, Carbohidratos: 79.8g, Grasas: 1.1g

2.   Jugo de Pepino y Papaya

Ingredientes:

1 taza de pepino, en rodajas

1 taza de papaya, en trozos

1 pomelo entero, sin piel

1 naranja grande, sin piel

¼ cucharadita de canela, molida

2 cucharadas de agua de coco

Preparación:

Lavar el pepino y cortarlo en rodajas finas. Rellenar un vaso medidor y reservar el resto.

Pelar la papaya y trozarla. Rellenar un vaso medidor y reservar el resto en la nevera.

Pelar el pomelo y naranja. Dividirlos en gajos, y cortar cada gajo por la mitad. Dejar a un lado.

Combinar el pepino, papaya, pomelo y naranja en una juguera, y pulsar.

Transferir a un vaso y añadir la canela y agua de coco.

Refrigerar 5 minutos antes de servir.

Información nutricional por porción: Kcal: 214, Proteínas: 4.6g, Carbohidratos: 65.4g, Grasas: 1g

3.   Jugo de Manzana y Lechuga

Ingredientes:

1 manzana Granny Smith grande

1 taza de Lechuga romana, en trozos

1 taza de arándanos frescos

2 tazas de sandía, en cubos

3 onzas de agua de coco

Preparación:

Lavar la manzana y cortarla por la mitad. Remover el centro y trozar. Dejar a un lado.

Lavar la lechuga y romper con las manos. Dejar a un lado.

Lavar los arándanos bajo agua fría. Colar y dejar a un lado.

Cortar la sandía por la mitad. Para una taza, necesitará un gajo grande. Pelarlo y trozarlo. Remover las semillas y dejar a un lado. Reservar el resto.

Combinar la manzana, lechuga, arándanos y sandía en una juguera, y pulsar. Transferir a un vaso y añadir el agua de coco.

Agregar algunos cubos de hielo y servir inmediatamente.

Información nutricional por porción: Kcal: 282, Proteínas: 4.4g, Carbohidratos: 77g, Grasas: 1.4g

4.   Jugo de Zanahoria y Chirivías

Ingredientes:

1 zanahoria grande

1 taza de chirivías, en trozos

2 pimiento amarillo grandes, en trozos

1 calabacín grande, en trozos

1 taza de berro, en trozos

½ cucharadita de Sal Himalaya

Preparación:

Lavar las zanahorias y chirivías. Trozar y dejar a un lado.

Lavar los pimientos y cortarlos por la mitad. Remover las semillas y trozar. Dejar a un lado.

Pelar el calabacín y cortarlo por la mitad. Remover las semillas y trozar. Dejar a un lado.

Lavar el berro bajo agua fría y romper con las manos. Dejar a un lado.

Procesar el pimiento, calabacín, berro, zanahoria y

chirivías en una juguera. Transferir a vasos y añadir la sal.

Refrigerar 15 minutos antes de servir.

Información nutricional por porción: Kcal: 243, Proteínas: 11.2g, Carbohidratos: 70g, Grasas: 2.5g

5.   Jugo de Lima y Naranja

Ingredientes:

1 lima grande, sin piel

1 naranja grande, sin piel

1 taza de rúcula fresca

1 limón grande, sin piel

1 kiwi grande, sin piel

1 pepino pequeño

Preparación:

Pelar el limón y lima. Cortarlos en cuartos y dejar a un lado.

Lavar la rúcula y trozarla. Dejar a un lado.

Pelar la naranja y dividirla en gajos. Dejar a un lado.

Pelar el kiwi y cortarlo por la mitad. Dejar a un lado.

Lavar el pepino y cortarlo en rodajas gruesas.

Combinar el limón, lima, naranja, pepino, rúcula y kiwi en una juguera, y pulsar.

Transferir a vasos y servir inmediatamente.

Información nutricional por porción: Kcal: 192, Proteínas: 3.1g, Carbohidratos: 31.6g, Grasas: 0.9g

6.   Jugo de Arándanos y Naranja

Ingredientes:

1 taza de arándanos

1 naranja mediana

1 taza de cerezas, sin carozo

1 manzana verde grande, sin centro

3 onzas de agua de coco

1 cucharada de néctar de agave

Preparación:

Combinar las cerezas y arándanos en un colador y lavar bajo agua fría. Colar y dejar a un lado.

Pelar la naranja y dividirla en gajos. Dejar a un lado.

Lavar la manzana y remover el centro. Trozar y dejar a un lado.

Combinar las cerezas, arándanos, manzana y naranja en una juguera, y pulsar. Transferir a un vaso y añadir el agua de coco.

Agregar algunos cubos de hielo y servir inmediatamente.

Información nutricional por porción: Kcal: 375, Proteínas: 4.8g, Carbohidratos: 91.5g, Grasas: 1.3g

7.   Jugo de Rábano y Apio

Ingredientes:

1 rábano grande, recortado

1 tallo de apio grande, en trozos

1 calabacín grande

1 taza de remolachas, recortadas

1 manzana verde grande

2 onzas de agua

Preparación:

Lavar las remolachas y rábano. Recortar las partes verdes y trozar. Dejar a un lado.

Pelar el calabacín y cortarlo por la mitad. Remover las semillas y trozar. Dejar a un lado.

Lavar la manzana y remover el centro. Trozar y dejar a un lado.

Lavar el apio y trozarlo. Dejar a un lado.

Combinar el calabacín, remolachas, manzana, rábano y

apio en una juguera, y pulsar. Transferir a vasos y añadir el agua.

Agregar algunos cubos de hielo antes de servir.

Información nutricional por porción: Kcal: 170, Proteínas: 7.3g, Carbohidratos: 47.9g, Grasas: 1.7g

8.   Jugo de Manzana y Limón

Ingredientes:

1 manzana verde mediana, sin centro

1 limón grande

1 taza de arándanos

1 taza de frutillas

1 pepino grande

Preparación:

Lavar la manzana y remover el centro. Trozar y dejar a un lado.

Pelar el limón y cortarlo por la mitad. Dejar a un lado.

Combinar los arándanos y frutillas en un colador. Lavar bajo agua fría. Colar y dejar a un lado.

Lavar el pepino y cortarlo en rodajas gruesas. Dejar a un lado.

Combinar los arándanos, frutillas, manzana, limón y pepino en una juguera, y pulsar. Transferir a vasos y agregar hielo antes de servir.

Información nutricional por porción: Kcal: 284, Proteínas: 6.8, Carbohidratos: 87.9g, Grasas: 2.4g

9.   Jugo de Naranja y Zanahoria

Ingredientes:

1 naranja grande

1 zanahoria grande

1 taza de cerezas

1 cabeza de coliflor pequeña

1 cucharada de miel

2 onzas de agua

Preparación:

Pelar la naranja y dividirla en gajos. Dejar a un lado.

Lavar la zanahoria y cortar en rodajas gruesas. Dejar a un lado.

Lavar las cerezas bajo agua fría. Colar y cortar por la mitad. Remover los carozos y dejar a un lado.

Recortar las hojas externas de la coliflor. Lavar y trozar. Dejar a un lado.

Procesar las cerezas, coliflor, naranja y zanahoria en una

juguera. Transferir a un vaso y añadir la miel y agua.

Agregar algunos cubos de hielo o refrigerar 5 minutos antes de servir.

Información nutricional por porción: Kcal: 219, Proteínas: 9.1g, Carbohidratos: 66.3g, Grasas: 1.4g

10.   Jugo de Batata y Limón

Ingredientes:

1 taza de batatas

1 limón grande

1 taza de frijoles verdes, en trozos

1 calabacín grande, en trozos

¼ cucharadita de Sal Himalaya

2 onzas de agua

Preparación:

Pelar las batatas y cortarlas en cubos. Rellenar un vaso medidor y reservar el resto para otro jugo. Dejar a un lado.

Pelar el limón y cortarlo por la mitad. Dejar a un lado.

Lavar los frijoles verdes y trozar. Dejar a un lado.

Pelar el calabacín y cortarlo por la mitad. Remover las semillas y trozar. Dejar a un lado.

Procesar los frijoles verdes, calabacín, batatas y limón en

una juguera, y añadir el agua.

Agregar hielo o refrigerar antes de servir.

Información nutricional por porción: Kcal: 171, Proteínas: 7.6g, Carbohidratos: 46g, Grasas: 1.3g

11.   Jugo de Limón y Jengibre

Ingredientes:

½ limón grande, sin piel

½ cucharadita de jengibre, molido

1 taza de sandía, sin piel ni semillas

1 taza de ananá, sin piel y en trozos

Preparación:

Pelar el limón y cortarlo por la mitad. Trozar una mitad y dejar la otra mitad a un lado.

Pelar y trozar la sandía. Remover las semillas y dejar a un lado.

Pelar y trozar el ananá. Combinar con la sandía.

Procesar la sandía, ananá y limón en una juguera. Transferir a vasos y añadir el jengibre. Agregar hielo y servir inmediatamente.

Información nutricional por porción: Kcal: 41, Proteínas: 1.4g, Carbohidratos: 10.2g, Grasas: 0.1g

12.   Jugo de Pepino y Naranja

Ingredientes:

1 pepino grande

1 naranja grande

1 manzana roja grande, sin centro

1 zanahoria grande

1 taza de menta fresca

Preparación:

Lavar la zanahoria y pepino. Cortar en rodajas gruesas y dejar a un lado.

Pelar la naranja y dividirla en gajos. Dejar a un lado.

Lavar la manzana y remover el centro. Trozar y dejar a un lado.

Lavar la menta y colar. Poner en un tazón y añadir 1 taza de agua caliente. Dejar reposar por 5 minutos. Colar y dejar a un lado.

Combinar la manzana, zanahorias, pepino, naranja y menta en una juguera, y pulsar. Transferir a vasos y agregar cubos de hielo.

Servir inmediatamente.

Información nutricional por porción: Kcal: 268, Proteínas: 6g, Carbohidratos: 79.7g, Grasas: 1.5g

13.   Jugo de Espinaca y Coco

Ingredientes:

1 mango grande, sin piel

1 pepino grande

½ taza de espinaca fresca

2 onzas de coco rallado

Preparación:

Lavar la espinaca y trozarla. Dejar a un lado.

Pelar el mango y lavarlo bajo agua fría. Trozar y dejar a un lado.

Lavar el pepino y cortarlo en rodajas gruesas. Dejar a un lado.

Procesar los trozos de mango, pepino y espinaca en una juguera. Transferir a vasos y añadir el agua de coco.

Agregar hielo y servir.

Información nutricional por porción: Kcal: 68, Proteínas: 1.9g, Carbohidratos: 20.1g, Grasas: 0.5g

14. Jugo de Pepino y Col Rizada

Ingredientes:

1 pepino grande

4-5 hojas de col rizada frescas

2 tazas de frutillas frescas

1 manzana verde grande, sin centro

Preparación:

Lavar el pepino y trozar. Dejar a un lado.

Lavar la col rizada y romper con las manos.

Lavar las frutillas y cortar por la mitad. Dejar a un lado.

Lavar la manzana y remover el centro. Trozar y dejar a un lado.

Combinar las frutillas, manzana, pepino y col rizada en una juguera, y pulsar.

Transferir a vasos y añadir hielo.

Servir inmediatamente.

Información nutricional por porción: Kcal: 184, Proteínas: 7.7g, Carbohidratos: 49.5g, Grasas: 2.1g

15.   Jugo de Granada y Zanahoria

Ingredientes:

1 taza de semillas de granada

1 zanahoria grande

1 mango grande, en trozos

1 manzana Granny Smith pequeña, sin centro

2 onzas de agua de coco

Preparación:

Cortar la parte superior de la granada y deslizar hacia las membranas blancas. Remover las semillas a un tazón mediano.

Lavar la zanahoria y cortar en rodajas gruesas. Dejar a un lado.

Lavar el mango y trozarlo. Dejar a un lado.

Lavar la manzana y remover el centro. Trozar y dejar a un lado.

Combinar las semillas de granada, zanahoria, mango y manzana en una juguera, y pulsar.

Transferir a vasos y añadir el agua de coco.

Refrigerar o agregar hielo y servir inmediatamente.

Información nutricional por porción: Kcal: 338, Proteínas: 5.5g, Carbohidratos: 94.1g, Grasas: 2.7g

16.   Jugo de Banana y Manzana

Ingredientes:

1 banana grande

1 manzana Dorada Deliciosa pequeña, sin centro

2 tazas de arándanos

1 pepino grande

2 onzas de agua

Preparación:

Pelar y trozar la banana. Dejar a un lado.

Lavar la manzana y remover el centro. Trozar y dejar a un lado.

Poner los arándanos en un colador y lavar bajo agua fría. Colar y dejar a un lado.

Lavar el pepino y cortarlo en rodajas gruesas. Dejar a un lado.

Procesar los arándanos, banana, manzana y pepino en una juguera. Transferir a vasos y agregar hielo antes de servir.

Información nutricional por porción: Kcal: 348, Proteínas: 6g, Carbohidratos: 102g, Grasas: 1.9g

17.   Jugo de Apio y Repollo

Ingredientes:

1 taza apio fresco, en trozos

1 taza de repollo morado, en trozos

1 taza de calabaza, en trozos

1 taza de frijoles verdes, en trozos

1 pepino grande

1 pimiento verde grande, sin semillas

¼ cucharadita de Sal Himalaya

2 onzas de agua

Preparación:

Combinar el repollo morado y apio en un colador, y lavar bajo agua fría. Colar y romper con las manos. Dejar a un lado.

Pelar la calabaza y remover las semillas. Cortar en cubos y reservar el resto en la nevera.

Lavar los frijoles verdes y trozarlos. Dejar a un lado.

Lavar el pepino y cortarlo en rodajas gruesas. Dejar a un lado.

Lavar el pimiento y cortarlo por la mitad. Remover las semillas y trozar. Dejar a un lado.

Procesar la calabaza, repollo, apio, frijoles verdes, pepino y pimiento en una juguera.

Transferir a vasos y añadir la sal y agua. Refrigerar 10 minutos antes de servir.

Información nutricional por porción: Kcal: 163, Proteínas: 7.7g, Carbohidratos: 48.2g, Grasas: 1.1g

18.   Jugo de Sandía y Manzana

Ingredientes:

1 taza de sandía, en trozos

1 manzana Granny Smith grande, sin centro

1 taza de trozos de ananá

3 ciruelas grandes, sin carozo

2 onzas de agua de coco

Preparación:

Cortar la sandía por la mitad. Para una taza necesitará un gajo grande. Pelarlo y trozarlo. Remover las semillas y dejar a un lado. Reservar el resto para otros jugos.

Lavar la manzana y remover el centro. Trozar y dejar a un lado.

Cortar la parte superior del ananá y pelarlo. Trozar y reservar el resto en la nevera.

Lavar las ciruelas y cortarlas por la mitad. Remover los carozos y dejar a un lado.

Combinar el ananá, ciruelas, sandía y manzana en una

juguera, y pulsar.

Transferir a vasos y añadir el agua de coco.

Agregar algunos cubos de hielo y servir inmediatamente.

Información nutricional por porción: Kcal: 301, Proteínas: 4.1g, Carbohidratos: 83.7g, Grasas: 1.3g

19.   Jugo de Uva y Manzana

Ingredientes:

2 tazas de uvas verdes

1 manzana Granny Smith grande

1 taza de trozos de ananá

1 taza de brócoli

2 onzas de agua de coco

1 cucharadita de miel

Preparación:

Poner las uvas en un colador y lavar bajo agua fría. Colar y dejar a un lado.

Lavar la manzana y remover el centro. Trozar y dejar a un lado.

Cortar la parte superior del ananá y pelarlo. Trozar y reservar el resto en la nevera.

Lavar el brócoli y trozarlo. Dejar a un lado.

Combinar los trozos de ananá, brócoli, uvas y manzana en

una juguera, y pulsar.

Transferir a vasos y añadir el agua de coco y miel. Revolver y agregar algunos cubos de hielo antes de servir.

Información nutricional por porción: Kcal: 358, Proteínas: 5.5g, Carbohidratos: 97.3g, Grasas: 1.6g

20. Jugo de Cereza y Lima

Ingredientes:

1 taza de cerezas frescas

1 lima grande, sin piel

1 gajo grande de melón dulce

1 naranja grande, sin piel

1 cucharada de miel, cruda

2 onzas de agua de coco

Preparación:

Lavar las cerezas y cortarlas por la mitad. Remover los carozos y dejar a un lado.

Pelar la lima y cortarla por la mitad. Dejar a un lado.

Cortar el melón por la mitad. Remover las semillas, cortar gajos grandes y pelarlos. Trozar y poner en un tazón. Reservar el resto en la nevera.

Pelar la naranja y dividirla en gajos. Dejar a un lado.

Procesar las cerezas, lima, melón dulce y naranja en una

juguera. Transferir a un vaso y añadir la miel y agua de coco.

Agregar hielo y servir inmediatamente.

Información nutricional por porción: Kcal: 276, Proteínas: 4.2g, Carbohidratos: 78.9g, Grasas: 0.7g

21. Jugo de Calabaza y Frambuesa

Ingredientes:

1 taza de zapallo calabaza, en trozos

1 taza de frambuesas

2 tazas de cantalupo

1 damasco grande

1 kiwi grande

Preparación:

Lavar el zapallo calabaza y cortarlo por la mitad. Remover las semillas, trozar y dejar a un lado. Reservar el resto.

Lavar las frambuesas bajo agua fría y dejar a un lado.

Cortar el cantalupo por la mitad. Remover las semillas y pulpa. Cortar dos gajos y pelarlos. Trozar y dejar a un lado. Reservar el resto en la nevera.

Lavar el damasco y cortarlo por la mitad. Remover el carozo y trozar. Dejar a un lado.

Pelar el kiwi y cortarlo por la mitad. Dejar a un lado.

Procesar el cantalupo, zapallo calabaza, frambuesas, damascos y kiwi en una juguera.

Transferir a vasos y agregar hielo antes de servir.

Información nutricional por porción: Kcal: 193, Proteínas: 6.6g, Carbohidratos: 59.1g, Grasas: 2.3g

22. Jugo de Espinaca y Semillas

Ingredientes:

1 taza de espinaca fresca

1 cucharada de semillas de chía

1 manzana grande, sin centro

¼ cucharadita de canela, molida

Preparación:

Lavar la espinaca bajo agua fría y dejar reposar en agua caliente por 10 minutos. Dejar a un lado.

Lavar la manzana y remover el centro. Trozar y dejar a un lado.

Procesar la manzana y espinaca en una juguera. Transferir a vasos y añadir las semillas de chía y canela. Puede agregar miel líquida o néctar de agave si lo desea.

Dejar reposar por 15 minutos. Agregar agua si está espeso y revolver antes de servir.

Información nutricional por porción: Kcal: 121, Proteínas: 4.3g, Carbohidratos: 27.8g, Grasas: 5.3g

23.   Jugo de Frutilla y Manzana

Ingredientes:

1 taza de frutillas

1 manzana verde grande

1 taza de semillas de granada

1 naranja grande

Un puñado de espinaca

2 onzas de agua

Preparación:

Lavar las frutillas y cortarlas por la mitad. Dejar a un lado.

Lavar la manzana y remover el centro. Trozar y dejar a un lado.

Cortar la parte superior de la granada y deslizar hacia las membranas blancas. Remover las semillas a un tazón mediano.

Lavar la espinaca y romper con las manos. Dejar a un lado.

Pelar la naranja y dividirla en gajos. Dejar a un lado.

Procesar las semillas de granada, frutillas, manzana, espinaca y naranja en una juguera. Transferir a un vaso y añadir el agua.

Refrigerar 10 minutos antes de servir.

Información nutricional por porción: Kcal: 266, Proteínas: 6.1g, Carbohidratos: 80.8g, Grasas: 2.2g

24.　　Jugo de Verdes de Ensalada y Puerro

Ingredientes:

1 taza de verdes de ensalada

1 puerro grande

1 bulbo de hinojo grande

1 taza de verdes de mostaza

1 manzana Granny Smith mediana, sin centro

1 pepino grande

Preparación:

Lavar el bulbo de hinojo y recortar las capas marchitas. Trozar y dejar a un lado.

Combinar los verdes de ensalada y verdes de mostaza en una olla profunda. Añadir 2 tazas de agua caliente y dejar reposar 15 minutos. Colar y dejar a un lado.

Lavar y trozar el puerro. Dejar a un lado.

Lavar el pepino y cortarlo en rodajas gruesas. Dejar a un lado.

Lavar la manzana y remover el centro. Trozar y dejar a un lado.

Procesar los verdes de ensalada, hinojo, verdes de mostaza, puerro, pepino y manzana en una juguera.

Transferir a vasos y agregar hielo antes de servir.

Información nutricional por porción: Kcal: 223, Proteínas: 9.6g, Carbohidratos: 67.9g, Grasas: 1.8g

25.   Jugo de Naranja y Granada

Ingredientes:

1 naranja grande, sin piel

1 taza de semillas de granada

3 zanahoria grandes

1 calabacín grande, sin piel y en cubos

1 nudo de jengibre pequeño, 1 pulgada

Preparación:

Pelar la naranja y dividirla en gajos. Dejar a un lado.

Cortar la parte superior de la granada y deslizar hacia las membranas blancas. Remover las semillas a un vaso medidor y dejar a un lado.

Lavar las zanahorias y cortar en rodajas gruesas. Dejar a un lado.

Lavar el calabacín y cortarlo por la mitad. Remover las semillas, trozar y dejar a un lado.

Pelar el nudo de jengibre y dejar a un lado.

Procesar las zanahorias, calabacín, naranja, semillas de granada y jengibre en una juguera.

Transferir a vasos y agregar hielo antes de servir.

Información nutricional por porción: Kcal: 239, Proteínas: 9.2g, Carbohidratos: 69.7g, Grasas: 2.8g

26.　Jugo de Calabacín y Verdes de Ensalada

Ingredientes:

1 calabacín grande

1 taza de verdes de ensalada

1 taza de espárragos, recortados

1 limón grande

2 puerros grandes

¼ cucharadita de Sal Himalaya

2 onzas de agua

Preparación:

Pelar el calabacín y cortarlo por la mitad. Remover las semillas y trozar. Dejar a un lado.

Lavar los verdes de ensalada bajo agua fría. Colar y romper con las manos. Dejar a un lado.

Lavar los espárragos y recortar las puntas. Trozar y dejar a un lado.

Pelar el limón y cortarlo por la mitad. Dejar a un lado.

Lavar y trozar los puerros. Dejar a un lado.

Combinar los espárragos, calabacín, verdes de ensalada, limón y puerros en una juguera, y pulsar.

Transferir a un vaso y añadir la sal y agua.

Refrigerar 5 minutos antes de servir.

Información nutricional por porción: Kcal: 171, Proteínas: 11.2g, Carbohidratos: 47.8g, Grasas: 2.1g

27. Jugo de Zanahoria y Limón

Ingredientes:

1 zanahoria grande

1 limón grande, sin piel

1 pimiento naranja grande, sin semillas

1 naranja grande, sin piel

1 pepino pequeño

¼ cucharadita de cúrcuma, molida

Preparación:

Lavar la zanahoria y pepino. Cortar en rodajas gruesas y dejar a un lado.

Pelar el limón y cortarlo en cuartos. Dejar a un lado.

Lavar el pimiento y cortarlo por la mitad. Remover las semillas y trozar. Dejar a un lado.

Pelar la naranja y dividirla en gajos. Dejar a un lado.

Combinar el pimiento, naranja, zanahoria, limón y pepino en una juguera, y pulsar. Transferir a un vaso y añadir agua para ajustar el espesor.

Agregar la cúrcuma y un poco de hielo antes de servir.

Información nutricional por porción: Kcal: 152, Proteínas: 4.2g, Carbohidratos: 48.1g, Grasas: 1.3g

28. Jugo de Repollo y Batata

Ingredientes:

1 taza de repollo morado, en trozos

1 taza de batatas, en cubos

1 naranja grande

1 taza de semillas de granada

1 pepino grande

2 onzas de agua

Preparación:

Lavar el repollo bajo agua fría. Colar y romper con las manos. Dejar a un lado.

Pelar la batata y cortarla en cubos. Rellenar un vaso medidor y reservar el resto para otro jugo. Dejar a un lado.

Pelar la naranja y dividirla en gajos. Dejar a un lado.

Cortar la parte superior de la granada y deslizar hacia las membranas blancas. Remover las semillas a un vaso medidor y dejar a un lado.

Lavar el pepino y cortarlo en rodajas gruesas. Dejar a un lado.

Combinar la naranja, semillas de granada, repollo morado, batatas y pepino en una juguera, y pulsar.

Transferir a vasos y añadir el agua. Agregar algunos cubos de hielo y servir inmediatamente.

Información nutricional por porción: Kcal: 251, Proteínas: 6.8g, Carbohidratos: 73.1g, Grasas: 1.5g

29.   Jugo de Lima y Canela

Ingredientes:

2 limas grandes, sin piel

¼ cucharadita de canela

3 naranjas grandes, sin piel

2 limón grandes, sin piel

1 cucharada de miel líquida

2 onzas de agua fría

Preparación:

Pelar los limones y limas, y cortarlos por la mitad. Dejar a un lado.

Pelar las naranjas y dividirlas en gajos. Dejar a un lado.

Combinar las naranjas, limones y limas en una juguera, y pulsar. Transferir a un vaso y añadir la canela, miel líquida y agua.

Agregar algunos cubos de hielo y servir inmediatamente.

Información nutricional por porción: Kcal: 246, Proteínas: 6.8g, Carbohidratos: 83.1g, Grasas: 1.1g

30. Jugo de Naranja y Pepino

Ingredientes:

1 naranja mediana

1 pepino grande

2 limón grandes

2 tazas de albahaca fresca, en trozos

1 nudo de jengibre pequeño, 1 pulgada

2 onzas de agua

Preparación:

Pelar la naranja y dividirla en gajos. Dejar a un lado.

Lavar el pepino y cortarlo en rodajas gruesas. Dejar a un lado.

Pelar los limones y cortarlos por la mitad. Dejar a un lado.

Lavar la albahaca bajo agua fría. Colar y dejar a un lado.

Pelar el nudo de jengibre y dejar a un lado.

Combinar la naranja, pepino, limones, albahaca y jengibre en una juguera, y pulsar.

Transferir a vasos y añadir el agua.

Refrigerar 5 minutos antes de servir, o agregar hielo y servir inmediatamente.

Note:

Los limones tienen alto contenido de citratos, asique agregue más agua de lo normal.

Información nutricional por porción: Kcal: 124, Proteínas: 6.1g, Carbohidratos: 39.5g, Grasas: 1.1g

31.   Jugo de Rábano y Puerros

Ingredientes:

3 rábanos grandes, recortados

3 puerros grandes, en trozos

2 tazas de Brotes de Bruselas, por la mitad

1 taza de verdes de nabo, en trozos

1 pepino grande

2 onzas de agua

Preparación:

Lavar los rábanos y recortar las partes verdes. Dejar a un lado.

Lavar los puerros y trozarlos. Dejar a un lado.

Lavar los brotes de Bruselas y remover las capas externas. Cortar por la mitad y dejar a un lado.

Lavar los verdes de nabo bajo agua fría. Colar y romper con las manos. Dejar a un lado.

Lavar el pepino y cortarlo en rodajas gruesas. Dejar a un

lado.

Combinar los brotes de Bruselas, verdes de nabo, rábanos, puerros y pepino en una juguera, y pulsar. Transferir a vasos y añadir el agua.

Refrigerar 5 minutos antes de servir.

Información nutricional por porción: Kcal: 247, Proteínas: 12.9g, Carbohidratos: 69.3g, Grasas: 1.8g

32.   Jugo de Manzana y Sandía

Ingredientes:

1 manzana Granny Smith grande, sin centro

1 taza de sandía, en cubos

5 ciruelas grandes, sin carozo

1 cucharada de néctar de agave

3 onzas de agua

Preparación:

Lavar la manzana y remover el centro. Trozar y dejar a un lado.

Cortar la sandía por la mitad. Para una taza, necesitará un gajo grande. Pelarlo y trozarlo. Remover las semillas y dejar a un lado. Reservar el resto.

Lavar las ciruelas y cortarlas por la mitad. Remover los carozos y trozar. Dejar a un lado.

Combinar las ciruelas, manzana y sandía en una juguera, y pulsar.

Transferir a vasos y añadir el néctar de agave y agua.

Agregar hielo y servir.

Información nutricional por porción: Kcal: 330, Proteínas: 4.1g, Carbohidratos: 93.2g, Grasas: 1.5g

33.   Jugo de Damasco y Pepino

Ingredientes:

2 damascos grandes, sin carozo

1 pepino grande

2 peras grandes, sin centro

1 taza de berro fresco

1 taza de verdes de ensalada

1 limón grande, sin piel

Preparación:

Lavar los damascos y cortarlos por la mitad. Remover los carozos y trozar. Dejar a un lado.

Lavar el pepino y cortarlo en rodajas gruesas. Dejar a un lado.

Lavar las peras y remover el centro. Trozar y dejar a un lado.

Combinar el berro y verdes de ensalada en un colador, y lavar bajo agua fría. Colar y dejar a un lado.

Pelar el limón y cortarlo por la mitad. Dejar a un lado.

Procesar las peras, damascos, pepino, berro, verdes de ensalada y limón en una juguera.

Transferir a vasos y agregar hielo antes de servir.

Información nutricional por porción: Kcal: 293, Proteínas: 7.1g, Carbohidratos: 96.1g, Grasas: 1.7g

34.   Jugo de Zanahoria y Naranja

Ingredientes:

3 tazas de zanahorias, en trozos

2 naranjas grandes, sin piel

4 pepinos grandes, sin piel

1 taza de acelga, en trozos

Preparación:

Lavar los pepinos y zanahorias. Cortarlos en rodajas gruesas y dejar a un lado.

Pelar las naranjas y dividirlas en gajos. Dejar a un lado.

Lavar la acelga y trozarla. Dejar a un lado.

Procesar los pepinos, zanahorias, naranjas y acelga en una juguera.

Transferir a vasos y agregar cubos de hielo.

Información nutricional por porción: Kcal: 283, Proteínas: 9g, Carbohidratos: 88.9g, Grasas: 1.6g

35.   Jugo de Mango y Ciruela

Ingredientes:

1 taza de mango, en trozos

3 ciruelas grandes, sin carozo

1 pomelo grande

1 manzana verde mediana, sin centro

2 onzas de agua de coco

Algunas hojas de menta

Preparación:

Lavar el mango y trozarlo. Rellenar un vaso medidor y reservar el resto. Dejar a un lado.

Lavar las ciruelas y cortarlas por la mitad. Remover los carozos y trozar. Dejar a un lado.

Pelar el pomelo y dividirlo en gajos. Dejar a un lado.

Lavar la manzana y remover el centro. Trozar y dejar a un lado.

Procesar el pomelo, mango, ciruelas y manzana en una

juguera. Transferir a vasos y añadir el agua de coco.

Agregar algunos cubos de hielo y decorar con menta.

Servir inmediatamente.

Información nutricional por porción: Kcal: 211, Proteínas: 9.3g, Carbohidratos: 59.3g, Grasas: 1.5g

36.   Jugo de Naranja y Sandía

Ingredientes:

1 naranja mediana

1 taza de sandía

1 papaya pequeña

1 taza de arándanos

1 pepino grande

2 onzas de agua

1 cucharada néctar de agave

Preparación:

Pelar la naranja y dividirla en gajos. Dejar a un lado.

Cortar la sandía por la mitad. Para una taza, necesitará un gajo grande. Pelarlo y trozarlo. Remover las semillas y dejar a un lado. Reservar el resto.

Pelar la papaya y cortarla por la mitad. Remover las semillas y pulpa. Trozar y dejar a un lado.

Lavar los arándanos bajo agua fría. Colar y dejar a un lado.

Lavar el pepino y cortarlo en rodajas gruesas. Dejar a un lado.

Procesar la papaya, arándanos, naranja, sandía y pepino en una juguera. Transferir a vasos y añadir el agua y néctar de agave.

Agregar hielo y servir inmediatamente.

Información nutricional por porción: Kcal: 320, Proteínas: 6g, Carbohidratos: 76.2g, Grasas: 1.6g

37.   Jugo de Acelga y Albahaca

Ingredientes:

1 taza de Acelga, en trozos

1 taza de albahaca fresca, en trozos

1 taza de batatas, en cubos

2 tomates roma grande

1 taza de verdes de remolacha, en trozos

¼ cucharadita de Sal Himalaya

2 onzas de agua

Preparación:

Combinar la acelga, albahaca y verdes de remolacha en un colador, y lavar bajo agua fría. Colar y dejar a un lado.

Lavar los tomates y ponerlos en un tazón. Trozar y reservar el jugo. Dejar a un lado.

Pelar la batata y cortarla en cubos. Rellenar un vaso medidor y reservar el resto. Dejar a un lado.

Procesar la acelga, albahaca, tomates, batata y verdes de

remolacha en una juguera.

Transferir a vasos y añadir la sal y agua.

Refrigerar 20 minutos antes de servir.

Información nutricional por porción: Kcal: 157, Proteínas: 7.5g, Carbohidratos: 44.5g, Grasas: 1.1g

38.   Jugo de Menta y Arándanos Agrios

Ingredientes:

1 taza de Menta fresca, en trozos

1 taza de arándanos agrios

1 taza de trozos de ananá

1 taza de col rizada fresca, en trozos

1 pepino grande

Preparación:

Combinar la col rizada y menta en un colador, y lavar bajo agua fría. Colar y romper con las manos. Dejar a un lado.

Lavar los arándanos agrios y dejar a un lado.

Cortar la parte superior del ananá y pelarlo. Trozar y reservar el resto en la nevera.

Lavar el pepino y cortarlo en rodajas gruesas. Dejar a un lado.

Combinar el ananá, col rizada, menta, arándanos agrios y pepino en una juguera, y pulsar.

Transferir a vasos y agregar algunos cubos de hielo antes de servir.

Información nutricional por porción: Kcal: 176, Proteínas: 7.1g, Carbohidratos: 55.6g, Grasas: 1.5g

39.   Jugo de Lima y Col Rizada

Ingredientes:

1 lima grande, sin piel

1 taza de col rizada fresca

1 taza de brócoli fresco

1 cabeza de alcachofa grande

1 rodaja de jengibre

¼ cucharadita de Pimienta cayena, molida

Preparación:

Pelar la lima y cortarla por la mitad. Dejar a un lado.

Lavar la col rizada y romper con las manos. Dejar a un lado.

Lavar el brócoli y trozarlo. Dejar a un lado.

Recortar las hojas externas de la alcachofa. Trozar y dejar a un lado.

Pelar la raíz de jengibre y dejar a un lado.

Procesar el brócoli, alcachofa, lima, col rizada y jengibre

en una juguera.

Transferir a vasos y añadir la pimienta cayena. Agregar sal si lo desea.

Agregar hielo y servir inmediatamente.

Información nutricional por porción: Kcal: 201, Proteínas: 4.3g, Carbohidratos: 63.4g, Grasas: 1.7g

40. Jugo de Manzana y Limón

Ingredientes:

2 manzanas verdes grandes, sin centro

1 limón grande, sin piel

½ taza de berro

1 lima grande, sin piel

Preparación:

Lavar las manzanas y remover el centro. Trozar y dejar a un lado.

Pelar el limón y lima y cortarlos en cuartos.

Poner el berro en un colador y lavar bajo agua fría. Colar y procesar.

Procesar las manzanas, limón y lima en una juguera. Transferir a vasos y agregar hielo.

Servir inmediatamente.

Información nutricional por porción: Kcal: 101, Proteínas: 17.2g, Carbohidratos: 28.8g, Grasas: 0.2g

41.   Jugo Dulce de Remolacha y Rábano

Ingredientes:

1 taza de remolachas, recortadas

2 rábanos medianos

1 taza de semillas de granada

1 taza de sandía, sin semillas

1 melón dulce mediano

1 cucharada de miel líquida

Preparación:

Lavar las remolachas y rábanos, y recortar las partes verdes. Trozar y dejar a un lado.

Cortar la parte superior de la granada y deslizar hacia las membranas blancas. Remover las semillas a un vaso medidor y dejar a un lado.

Cortar la sandía por la mitad. Para una taza, necesitará un gajo grande. Pelarlo y trozarlo. Remover las semillas y dejar a un lado. Reservar el resto.

Cortar el melón dulce por la mitad. Remover las semillas,

cortar gajos grandes y pelarlos. Trozar y poner en un tazón. Dejar a un lado.

Procesar las semillas de granada, sandía, remolachas y melón en una juguera.

Transferir a vasos y añadir la miel líquida.

Agregar hielo y servir.

Información nutricional por porción: Kcal: 167, Proteínas: 13.1g, Carbohidratos: 45.9g, Grasas: 1.5g

42.   Jugo de Sandía y Remolacha

Ingredientes:

1 taza de sandía, en cubos

1 taza de remolachas, en trozos

2 tazas de frambuesas

2 tazas de lechuga roja, rallada

¼ taza de agua

Preparación:

Cortar la sandía por la mitad. Para una taza, necesitará un gajo grande. Pelarlo y trozarlo. Remover las semillas y dejar a un lado. Reservar el resto.

Lavar las remolachas y recortar las partes verdes. Trozar y dejar a un lado.

Lavar las frambuesas bajo agua fría. Colar y dejar a un lado.

Lavar la lechuga y romper con las manos. Dejar a un lado.

Procesar las frambuesas, lechuga, sandía y remolachas en una juguera.

Transferir a vasos y añadir el agua.

Agregar hielo y servir.

Información nutricional por porción: Kcal: 157, Proteínas: 6.8g, Carbohidratos: 55g, Grasas: 2.1g

43. Jugo de Ciruela y Manzana

Ingredientes:

1 ciruela grande

1 manzana verde pequeña, sin centro

3 tazas de col rizada fresca, en trozos

1 pepino grande

1 cucharada de miel

2 onzas de agua

Preparación:

Lavar la ciruela y cortarla por la mitad. Remover el carozo y trozar. Dejar a un lado.

Lavar la manzana y remover el centro. Trozar y dejar a un lado.

Lavar la col rizada bajo agua fría. Colar y dejar a un lado.

Lavar el pepino y cortarlo en rodajas gruesas. Dejar a un lado.

Combinar la col rizada, pepino, ciruela y manzana en una

juguera, y pulsar. Transferir a un vaso y añadir la miel y agua.

Información nutricional por porción: Kcal: 262, Proteínas: 11.6g, Carbohidratos: 72.6g, Grasas: 2.6g

44.   Jugo de Uva y Limón

Ingredientes:

1 taza de uvas verdes

1 limón grande

1 taza de espárragos, recortados

1 naranja grande

1 lima grande

3 onzas de agua

Preparación:

Lavar las uvas verdes bajo agua fría. Colar y dejar a un lado.

Pelar el limón y lima, y cortarlos por la mitad. Dejar a un lado.

Lavar los espárragos y recortar las puntas. Trozar y dejar a un lado.

Pelar la naranja y dividirla en gajos. Dejar a un lado.

Procesar las uvas, limón, espárragos, naranja y lima en

una juguera.

Transferir a un vaso y añadir el agua. Agregar hielo y servir inmediatamente.

Información nutricional por porción: Kcal: 361, Proteínas: 5.1g, Carbohidratos: 109g, Grasas: 1.5g

OTROS TITULOS DE ESTE AUTOR

70 Recetas De Comidas Efectivas Para Prevenir Y Resolver Sus Problemas De Sobrepeso: Queme Calorías Rápido Usando Dietas Apropiadas y Nutrición Inteligente

Por

Joe Correa CSN

48 Recetas De Comidas Para Eliminar El Acné: ¡El Camino Rápido y Natural Para Reparar Sus Problemas de Acné En 10 Días O Menos!

Por

Joe Correa CSN

41 Recetas De Comidas Para Prevenir el Alzheimer: ¡Reduzca El Riesgo de Contraer La Enfermedad de Alzheimer De Forma Natural!

Por

Joe Correa CSN

70 Recetas De Comidas Efectivas Para El Cáncer De Mama: Prevenga Y Combata El Cáncer De Mama Con una Nutrición Inteligente y Alimentos Poderosos

Por

Joe Correa CSN